I0000553

DÉPÔT LÉGAL
Alpes Maritimes
927
1884

# TUMEURS DIVERSES

## MALIGNES ET CHRONIQUES

# AFFECTIONS CANCÉREUSES

## TRAITÉES SANS OPÉRATION

# OBSERVATIONS

PREMIÈRE SÉRIE

PAR LE

## Dʀ J. SCHMELTZ

MÉDECIN CONSULTANT A NICE
ANCIEN INTERNE DES HOPITAUX DE STRASBOURG
DOCTEUR EN MÉDECINE DE LA FACULTÉ DE PARIS
ET DES UNIVERSITÉS D'ALLEMAGNE
MEMBRE DE PLUSIEURS SOCIÉTÉS SAVANTES

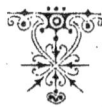

NICE

IMPRIMERIE VICTOR-EUGÈNE GAUTHIER ET Cᵒ·
24, Avenue de la Gare, Maison Warrick

1884

Te 26
51

# TUMEURS DIVERSES

## MALIGNES ET CHRONIQUES

# AFFECTIONS CANCÉREUSES

## TRAITÉES SANS OPÉRATION

$Te^{1}\ \frac{26.}{51}$

# TUMEURS DIVERSES

## MALIGNES ET CHRONIQUES

# AFFECTIONS CANCÉREUSES

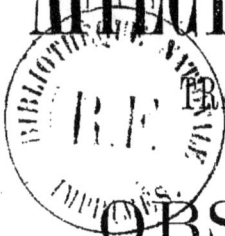

## TRAITÉES SANS OPÉRATION

# OBSERVATIONS

### PREMIÈRE SÉRIE

PAR LE

## Dᴿ J. SCHMELTZ

MÉDECIN CONSULTANT A NICE
ANCIEN INTERNE DES HOPITAUX DE STRASBOURG
DOCTEUR EN MÉDECINE DE LA FACULTÉ DE PARIS
ET DES UNIVERSITÉS D'ALLEMAGNE
MEMBRE DE PLUSIEURS SOCIÉTÉS SAVANTES

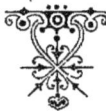

BIBLIOTHÈ... R.F. ...IMPRIMÉS

NICE
IMPRIMERIE VICTOR-EUGÈNE GAUTHIER ET Cᵒ
21, Avenue de la Gare, Maison Warrick

1884

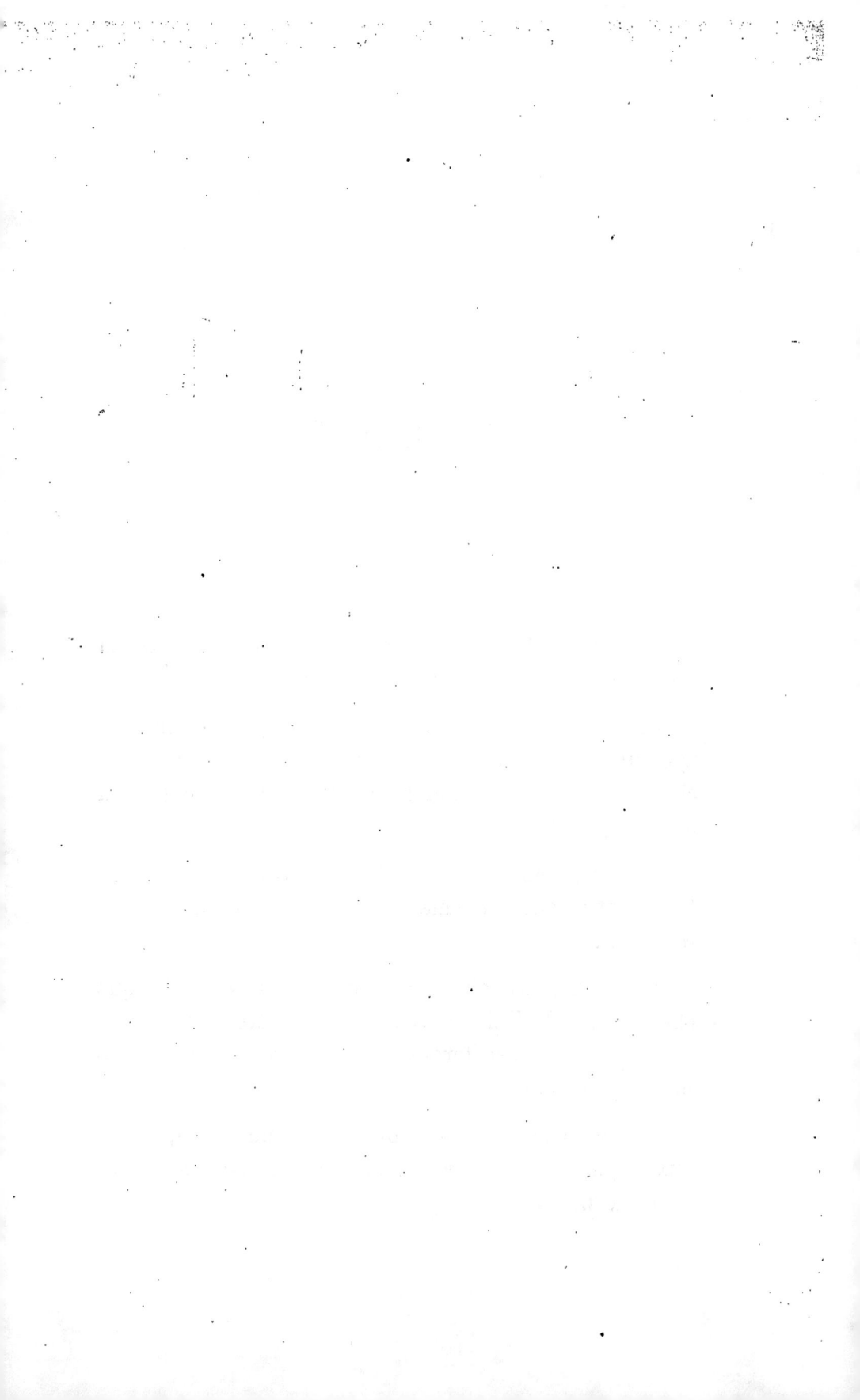

# INTRODUCTION

En janvier 1883, je fis paraître l'opuscule : *De la Curabilité du Cancer sans opération.*

Frappé des désastres occasionnés par le bistouri appliqué à l'extirpation des tumeurs malignes, je cherchai à me passer de l'instrument aussi souvent qu'il me fut possible.

Le professeur Bonnet, de Lyon, n'avait-il pas magistralement défendu une méthode qui excluait l'instrument tranchant ?

Voici l'histoire d'un cas consigné dans la Clinique chirurgicale de Valette. Bien des confrères et surtout bien des malades feront leur profit de l'enseignement qu'il renferme.

Je laisse parler ici l'élève de Bonnet qui, grâce aux leçons du maître, a été si heureux dans sa pratique médicale.

« Il y a bientôt quinze ans je fus consulté par une jeune et jolie femme, et, ce qui ne vous paraîtra pas invraisemblable, un peu coquette. Elle portait au devant du cou une tumeur du volume d'une grosse noix. C'était un kyste thyroïdien, qui n'entraînait d'autre inconvénient pour la malade que de désespérer sa vanité. Elle voulait, à tout prix, être débarrassée de cette difformité. Je lui dis que j'avais un moyen, mais qu'il laisserait une cicatrice plus ou moins visible. Elle avait déjà consulté plusieurs confrères et elle me parla de l'injection iodée. A cet égard mon opinion était déjà faite. Je me refusai à faire cette opération. Bonnet fut alors consulté. Comment se fait-il que lui, le père en quelque sorte de la méthode par la cautérisation, se soit laissé aller à employer cette fois, et, contre son habitude, l'injection iodée ? Je l'ignore : il a dû très probablement céder aux instances de la malade. Quoi qu'il en soit, il fit l'opération. C'est la dernière que ce maître éminent ait pratiquée. J'ajoute que, très probablement, elle n'a pas été étrangère à la catastrophe qui l'a si soudainement enlevé; toujours est-il que l'injection iodée fut faite. Tout se passa bien pendant les deux jours qui suivirent l'opération : tranquille sur ses suites, Bonnet alla passer trois ou quatre jours à la campagne. Il n'était pas parti que les accidents éclatent : tuméfaction de la poche, gonflement du tissu cellulaire abondant de la région, suffocation et mort. Les choses avaient marché si rapidement que, le troisième jour, Bonnet, qui rentrait à Lyon, ne sachant rien de l'événement, va directement de la gare chez sa malade..... »

De nos jours, étant donné le pansement de Lister, bien des chirurgiens préconisent l'extirpation pure et simple de la tumeur kystique. Les nombreuses statistiques donnant encore un chiffre de morts assez élevé, le patient ne tient pas la plupart du temps à se livrer à l'opérateur. Mais combien doit-on redouter encore l'opération si une seule injection iodée peut occasionner la mort, comme dans le cas du professeur Bonnet, relaté ci-dessus.

Si donc le chirurgien hésite à enlever une tumeur avec le couteau, soit que l'état du malade défende l'usage des anesthésiques, du chloroforme et de l'éther ou qu'il craigne les suites de l'opération, telles que l'hémorrhagie, l'infection purulente ou une autre conséquence, la méthode qui exclue le bistouri est tout indiquée, car cette dernière entre les mains de Bonnet, de Desgranges, de Valette, a produit des merveilles. A ce sujet on n'a qu'à consulter l'ouvrage de Philippeaux.

Si, pour les tumeurs bénignes, telles que les goîtres, les polypes, les hémorroïdes, les tumeurs enkystées, l'on opère quelquefois avec tant de crainte, combien doit-on reculer devant l'opération quand on a à traiter des affections cancéreuses. J'ai eu des succès remarquables dans ce genre de maladies, en me gardant bien, en les entreprenant, de toucher à l'instrument tranchant. La récidive est si rapide, après l'opération, qu'il est impossible de bien enlever avec le bistouri toutes les irradiations du mal; bien plus, avec lui, l'on fait infiltrer le venin dans une plaie fraiche, où veines, artères et lympathiques sont béants, prêts à résorber les sucs : l'on vaccine la plaie avec le suc cancéreux. La récidive est donc à craindre; le plus souvent, elle s'opère avec une énergie très grande. Nos maîtres l'ont bien compris. Il suffit de citer deux princes de la science: Sédillot et Richet. Le professeur de Strasbourg professait toujours son admiration pour certains caustiques. Il nous en parlait souvent à sa clinique et il consigna dans sa médecine opératoire des cas remarquables d'immenses tumeurs cancéreuses dont il coupait la partie superficielle et qu'il recouvrait ensuite de pâte caustique pour les faire à tout jamais disparaitre. Richet ampute les seins et couvre ensuite la plaie d'une couche de caustique.

J'ai expliqué ma méthode pour les cancers dans une brochure. En résumé, voici ce que je fais en général : j'attaque le mal à l'intérieur par les préparations de condurango, employées avec tant de succès par les professeurs Friedreich et tant d'autres savants confrères cités dans l'Opuscule. A l'extérieur, si le mal est bien localisé, je le fais disparaître par mes médicaments caustiques et au condurango.

A l'appui des résultats que j'obtiens, je publie quelques observations des plus intéressantes qui porteront la conviction dans les esprits.

Je dois encore appeler l'attention des médecins et des malades sur un autre point.

J'ai souvent été étonné d'obtenir des guérisons de plaies tout aussi rapidement et en première intention qu'avec le pansement de Lister appliqué dans toute sa rigueur. On sait combien ce genre de pansement est compliqué. Beaucoup de chirurgiens soutiennent que la moindre pièce oubliée, que ce soit la protective, le makintosch ou toute autre partie, ces médecins, dis-je, affirment que la plaie ne guérit plus par première intention. C'est dire que toutes les complications attendent le blessé, comme avec les anciens pansements. Après avoir pansé maintes fois d'après les règles listériennes j'ai cependant osé sortir de l'ornière et bien m'en a pris. Voir les microbes nuisibles partout, dans l'air, dans l'eau, dans n'importe quel liquide ou milieu, telle fut ma maxime. Si je pouvais donc fermer les pores d'une plaie ouverte à ces ennemis, je ne risquais plus les ravages de ces terribles micro-organismes qui produisent l'érysipèle, l'infection purulente, la septicémie, la pyohémie, etc.

L'expérience confirma cette théorie. Avec le chlorure de zinc, par exemple, qui ferme les pores de toute blessure, ces complications sont évitées.

C'est à peine si le thermomètre s'élève de quelques dixièmes de degrés, à la suite d'ablation complète du sein avec ma méthode. On a sous les yeux une plaie énorme et pas de fièvre ; cette blessure guérit presque toujours sans complication et sans autre pansement que de la charpie sèche.

Des chirurgiens ont employé contre les plaies le sublimé corrosif et ont obtenu un effet tout aussi satisfaisant qu'avec l'acide phénique qui a l'inconvénient de dégager une forte odeur et de produire quelquefois des empoisonnements. Ces corps n'ont pas même besoin d'être fortement caustiques. Ainsi le sublimé s'emploie dans la proportion de 1 : 5000. Il en est de même du phénate de soude. On a encore préconisé dans le même but l'acide salicylique, la résorcine, l'acide thymique, l'essence de Wintergreen et même le bichromate de potasse, qui les surpasserait tous par la destruction des microbes et la conservation de tous genres de corps.

J'ai vu des personnes étrangères à la médecine fermer très bien et presque instantanément des plaies avec du poivre, voire même du sucre. A tel point qu'un grand chirurgien de Strasbourg, le professeur Lücke, vient de préconiser le pansement au sucre, comme pansement antiseptique par excellence.

Avant de détailler les observations que renferme ce travail, je dirai quelques mots des tumeurs bénignes et malignes.

Je dois aussi prévenir que la simple convenance me force de nommer seulement les personnes qui m'ont prié de le faire ou qui m'y ont autorisé. Pour les lecteurs qui cependant voudraient des renseignements plus précis, ils les trouveront toujours chez moi où tous les noms et les moindres détails se trouvent consignés sur un registre spécial.

# TUMEURS

———

Malgré les travaux remarquables de Lebert, de Müller, de MM. Cornil et Ranvier particulièrement, nous n'avons pas encore le moyen de distinguer certaines tumeurs dites « de bonne nature », des tumeurs cancéreuses. Les vrais caractères histologiques manquent, nonobstant toutes les recherches. Le microscope est impuissant à déceler rigoureusement la nature maligne des tumeurs. Velpeau réagit de toutes ses forces, dès le principe, contre la tendance des micrographes qui voulaient que la cellule dite « cancéreuse » fût le caractère absolu du cancer.

Paul Broca dans son livre : *Traité des Tumeurs*, qui parut en 1866 ; Virchow qui publia le sien intitulé : *Pathologie des Tumeurs*, en 1867, et Billroth, de Vienne, dans son ouvrage : *Eléments de pathologie chirurgicale générale*, ont exposé leurs théories et leur manière de voir. La cellule spécifique de Lebert, pensons-nous, a vécu. Dans la célèbre discussion de l'Académie de médecine de Paris, en 1854, Velpeau sortit triomphant de la lutte qu'il soutenait contre l'Ecole micrographique française défendant la spécificité de la cellule cancéreuse. On fut dès lors presque unanime à croire que le microscope est impuissant à diagnostiquer le cancer. Le cancer peut-il guérir ou non ? telle fut encore la question à l'ordre du jour et vivement discutée par la célèbre assemblée.

Les tendances étaient vers l'incurabilité.

Plusieurs chirurgiens ne furent pas de cet avis. Voici les paroles d'Amussat à la séance du 21 novembre : « Je suis heureux d'apporter une pensée consolante sur le cancer. J'ai, en effet, l'intime conviction d'avoir guéri beaucoup de malades atteints de cancers, voués à une mort certaine, et ma conviction est basée sur des faits d'hérédité évidents et irrécusables. »

Comme je l'ai déjà dit ailleurs, l'expérience m'a prouvé que le cancer confirmé est guérissable tout aussi bien que les tumeurs dites de « bonne nature »; si on le détruit le plus vite possible et largement, il faut détruire le mal complètement et à fond.

Cayol et Bayle en 1812, plus tard Breschet, Virchow et Bouillaud, plus récemment Lebert, ont surtout conclu à l'incurabilité du cancer.

Mais des observations de malades faites avec la

plus grande minutie par nombre de professeurs et de médecins démentent cette assertion.

Mon but est de prouver par quelques observations cette vérité, à savoir que : les tumeurs malignes peuvent guérir tout aussi bien que les bénignes, sans le secours de l'instrument tranchant que je considère comme généralement mauvais pour ces cas.

Billroth, dans sa *Pathologie chirurgicale*, dresse le tableau suivant afin de faire reconnaitre les tumeurs. Il les classe en quatre groupes, à savoir :

I. *Tumeurs à croissance très lente qui peuvent exister pendant toute la vie sans devenir infectieuses ; elles sont guérissables par l'extirpation et peuvent être solitaires ou multiples; cependant cette dernière manifestation n'est pas fréquente; ce sont principalement ces tumeurs qu'on appelle bénignes.*

Le professeur donne ensuite la classification de ces tumeurs qui sont : a) les kystes et cystomes simples et tumeurs cystiques ; b) les lipômes; c) les fibromes ; d) les enchondromes purs ; e) les ostêomes purs ; f) les angiomes; g) les névromes vrais; h) les papillomes cornés.

Le deuxième groupe est le suivant :

II. *Tumeurs qui croissent avec une rapidité très diverse ; grande tendance à revenir sur place ; elles deviennent rarement infectieuses, mais se présentent souvent à l'état multiple.* Sarcomes et adénomes.

Billroth les divise en : *a)* sarcomes types ; *b)* cysto-sarcomes et cystomes ; *c)* adénomes et adénosar-comes ; *d)* papillomes sarcomateux.

Un troisième groupe comprend les :

III. *Tumeurs à croissance rapide, qui sont toujours infectieuses ; non seulement elles ont une grande ten-dance à revenir sur place, mais elles entraînent aussi très souvent dans le mouvement morbide les ganglions lymphatiques les plus rapprochés ; beaucoup de tumeurs de même nature se montrent peu à peu dans divers organes.* Carcinomes, carcinose, cancers.

Ce groupe se subdivise en : *a)* cancers simples de tissu conjonctif ; *b)* cancers cicatrisants de tissu conjonctif ou squirrhes ; *c)* carcinomes épithéliaux et carcinomes glandulaires ; *d)* carcinomes épithéliaux cicatrisants ; *e)* papillomes carcinomateux. Cancer papillaire.

Le quatrième groupe est composé des :

IV. *Tumeurs à croissance rapide et ayant des pro-priétés très infectieuses ; des tumeurs secondaires, toujours très molles, se montrent souvent en grand nombre et simultanément dans les différentes parties du corps.* Cancer médullaire.

Ce groupe se divise en: *a)* cancers médullaires types. Sarcomes et carcinomes. Fongus médullaires. Encéphaloïdes ; *b)* tumeurs mélanotiques (sarcomes et carcinomes).

# OBSERVATIONS

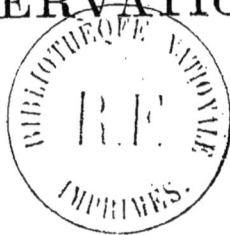

BIBLIOTHÈQUE NATIONALE R.F. IMPRIMÉS.

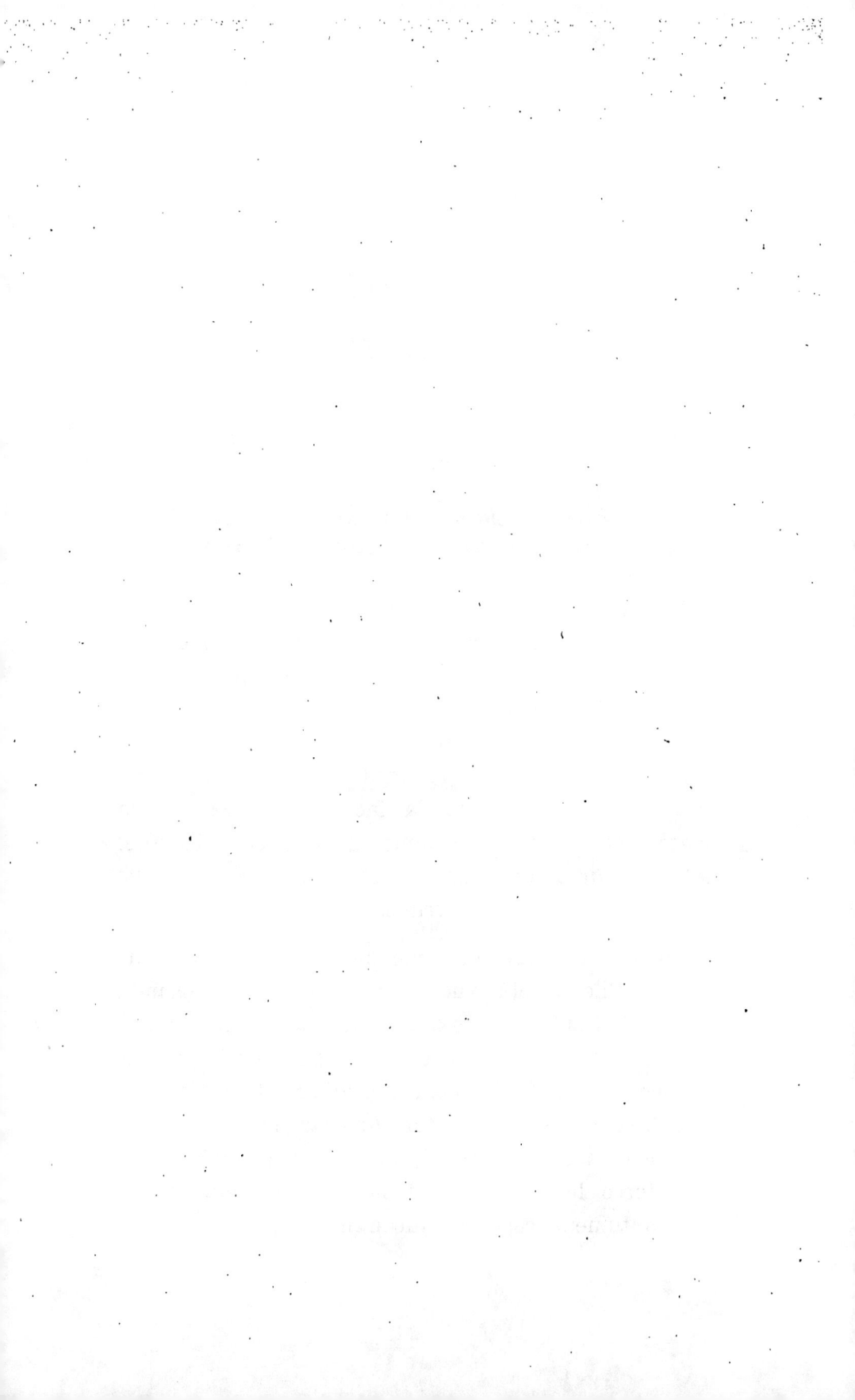

# OBSERVATION I^re

---

*Enorme tumeur cancéreuse de la cuisse. Plaie sur toute la surface. Odeur pestilentielle.*

M^me Honorine Bonnet, née Lacroix, âgée de cinquante-quatre ans, venait, le 3 janvier 1883, de La Seyne (près Toulon), 37, rue du Palais, me consulter pour une immense tumeur en chou-fleur, située sur le haut de la cuisse droite. Cette grosseur, de nature épithéliale, proéminente immédiatement sous l'aine, était insérée sur toute la face antérieure de la cuisse, et avait le volume d'une tête d'adulte. Imbibée d'un liquide sanieux et ulcérée, partout, elle dégageait une odeur horrible.

La malade avait suivi une quantité de traitements divers. Elle a été vue par les docteurs Arlaud, Barrelier, Bouffier, Baux, Garence et Barthélemy, de Toulon, du docteur Gruzu, de Cannes, ainsi que par les médecins de La Seyne. Un praticien de cet endroit avait fait tomber cette tumeur par la constriction faite avec un fil d'argent, après que la malade eut subi force hémorrhagies. A la suite de cette opération, la tumeur repoussa incontinent.

On y fit alors des applications, tantôt de poudre de Vienne, tantôt de pâte de Rousselot, sans aucun succès. La malade se décida alors à aller à Paris. Un chirurgien de la capitale parvint à extirper le mal, mais la récidive revint vite et la tumeur reprit bientôt son volume d'auparavant.

J'entrepris dès lors la malade. C'était aux premiers jours de janvier et le mal datait d'une vingtaine d'années. Les préparations de condurango furent administrées à l'intérieur pendant toute la cure. Je fis chaque jour une application de ma pâte, en enlevant soigneusement l'escharre du jour précédent.

Au bout d'une dizaine de jours, tout le mal était détruit, dans toute son épaisseur et au delà. Une cicatrice se confondant avec la peau, très belle, dure et nacrée, remplaça l'immense tumeur qui infectait sans cesse la malade et ses proches. Voici ce que le mari de cette dame écrivait le 10 février :

« Par votre méthode, sans opération, sans souffrance et sans hémorrhagie, vous avez enlevé à la malade une énorme tumeur, dans l'espace de dix jours. Nous sommes heureux au delà de toute expression, car vous avez arraché ma femme à une mort certaine. Elle dit qu'elle vous doit la vie et une reconnaissance éternelle. Les personnes qui habitent notre maison, l'ayant vue avant avec son énorme tumeur, sont restées ravies de voir que vous la lui aviez fait disparaître en si peu de temps. Les médecins qui l'ont traitée auparavant, ici, sont plongés dans l'étonnement et m'ont fait visite pour constater le fait.

« J'ai vu plusieurs personnes souffrantes et, en leur expliquant votre procédé, je vous ai porté aux nues, comme vous le méritez, car si ma femme était restée six jours de plus sans vous voir, avec les souffrances, les applications de toutes sortes qu'on lui faisait, avec l'odeur horrible qui s'exhalait de son mal et les gouttes d'arsenic qu'on lui faisait avaler, toutes choses qui avaient occasionné le délire, une fièvre ardente, de la dysenterie et un manque absolu d'appétit, elle succombait incessamment. Je vous dois une éternelle reconnaissance ; je ne pourrais jamais trop faire pour un pareil bienfait. Que Dieu vous protège ! car nous vivions depuis dix ans dans un enfer ; nous n'avions de repos ni jour ni nuit, et aucun résultat ; enfin, cela n'était plus tenable. Grâce à vous elle est sauvée et moi je respire, car le désespoir commençait à s'emparer de moi et j'aurais fini par en perdre la tête. Mille fois merci, car vous avez fait là une grande cure et un grand miracle, etc., etc. »

En outre du traitement externe, la malade prenait à l'intérieur du condurango à petites doses.

Je revis la malade après sa guérison et quelques mois après ; tout est bien cicatrisé. Je viens d'écrire à la patiente, j'en ai eu une réponse immédiate. Le mal a disparu pour toujours et il y a aujourd'hui plus d'une année que j'ai entrepris cette cure remarquable. L'état général est superbe. Le teint jaunâtre a disparu dès le début du traitement; il a fait place a de belles couleurs et à de l'embonpoint. L'appétit et le sommeil sont excellents.

Dans ce cas, l'extirpation et l'écrasement avec un fil métallique ont fait repousser immédiatement le mal; la poudre arsenicale de Rousselot est non seulement dangereuse, quand on l'applique à de si grandes surfaces, mais très souvent impuissante.

Quant à la pâte de Vienne elle n'était pas du tout indiquée ici, puisque la peau se trouvait détruite; de même aussi que pour le fongus hématode. On n'a en définitive dans ce cas que l'hémorrhagie comme résultat, si l'on se sert de ce caustique.

Les divers traitements n'avaient fait qu'envenimer le mal. Grâce à l'application attentivement faite couche par couche du remède, j'ai pu tout faire tomber et même les parties saines en partie ou seulement suspectes situées très profondément. C'est là évidemment la condition du succès. Dans ces affections la moindre cellule cancéreuse pullule si vite que la récidive se fait souvent avec grande rapidité.

C'est grâce à la médication combinée et surtout à un traitement énergique local que j'ai pu arriver a un résultat si surprenant et dans un bien court espace de temps.

# OBSERVATION II

---

## *Tumeur squirrheuse du sein gauche, opérée sans succès au moyen du bistouri.*

M^me G...el, née en 1816, en Bretagne, souffrait depuis plusieurs mois d'une petite tumeur au sein gauche qui avait eu un début rapide. Jamais de maladies sérieuses antérieures. Teint jaunâtre ; tempérament un peu lymphatique. La malade est anémique.

Elle me consulta vers le milieu de l'année 1882 à ce sujet. Après examen très attentif, je déclarai que le mal était à la première période, ne trouvant d'engorgement ganglionnaire ni dans l'aisselle, ni à la périphérie.

On me pria de faire l'extirpation du mal au moyen du bistouri.

Voici le compte-rendu de cette opération que je trouve consignée sur mon registre (26 octobre 1882). Opération consistant à enlever soigneusement avec le couteau le mal profondément situé sur les muscles pectoraux. Les règles antiseptiques sont rigoureusement suivies : Désinfection des mains, des instruments, de la peau et de la plaie. Réunion immédiate de la plaie dans la partie supérieure, au moyen d'épingles. Petit drain à l'angle inférieur. Lavages et pansements avec la solution : alcool camphré 300 grammes, acide phénique 8 grammes ; protective et ouate salicylée comme recouvrement. Guérison par première intention au bout de quelques jours.

Malheureusement, au bout de deux mois, le mal a de nouveau fait apparition, malgré tout le soin avec lequel avait été faite l'opération.

Je mis la malade à l'usage de l'iodure de potassium et je lui conseillai des frictions avec la pommade à l'iodure de plomb belladonnée, car elle se plaignait d'élancements venant de la tumeur. Ces remèdes ne donnèrent aucun résultat. Le condurango seul en frictions et à l'intérieur, sous forme de teinture, n'amena pas de diminution sensible du mal.

Je proposai de détruire de nouveau la production maligne, cette fois, non plus par le bistouri, mais à l'aide de mon procédé. Cependant, je tins auparavant à avoir l'avis de deux confrères distingués de notre ville.

Ces confrères examinèrent avec soin l'état de la malade. La tumeur, grosse comme un petit œuf de poule, était ronde et bosselée. Le squirrhe avait déjà attaqué le derme. En plusieurs endroits la

peau était tachetée de gros points d'un blanc mat
tranchant avec la couleur rosée de la peau. Il n'y
eût de doute pour personne que nous avions affaire à
un squirrhe. Je me proposai de commencer le traitement le plus vite; mes honorés confrères voulurent
bien m'assister.

Le 8 octobre 1883, au matin, ayant été fixé dans
ce but, et comme la peau est intacte, je badigeonne
rapidement toute l'étendue du mal et à 3 centimètres
environ au delà, avec la pâte de Vienne qui reste
en place dix minutes.

Ma pâte spéciale est étendue ensuite sur toute la
surface attaquée préalablement par la poudre de
Vienne. Quatre applications de sept heures de durée
suffirent pour détruire en totalité le tissu cancéreux.
Le lendemain de la première application la peau
était enlevée, puis j'appliquai une nouvelle couche
de la pâte. Le jour suivant les trois quarts de
l'épaisseur de l'escharre furent détachés de même,
puis je réappliquai la pâte et ainsi de suite jusqu'à
disparition complète du squirrhe.

La dernière application très légère avait eu lieu
le 12 octobre, de cinq heures seulement de durée
et l'escharre tomba le 18 octobre, laissant à nu
une plaie unie, bourgeonnante et ne montrant
plus trace de matière cancéreuse. Je remarque que
c'est ordinairement le sixième ou le septième jour, à
partir de la dernière application de pâte, que se

détache l'escharre. La plaie avait 17 centimètres de long sur 15 centimètres de largeur. Le 8 décembre, juste deux mois après, cette vaste plaie était complètement cicatrisée. Pendant quelque temps, pour la régularité de la médication, je fis faire des applications d'huile de cade.

Pour cicatriser cette vaste plaie, un pansement simple, fait avec de la charpie et renouvelé journellement deux fois, suffit.

Les honorables et distingués confrères qui ont bien voulu voir encore la malade longtemps après la cicatrisation, ont déclaré que la malade était parfaitement guérie.

# OBSERVATION III

---

### *Tumeur squirrheuse du sein gauche. — Ganglions axillaires indures.*

M^me Guillaume de Saint-André, âgée de cinquante-deux ans, vint me consulter durant les premiers jours d'octobre 1882. Elle se plaint de douleurs lancinantes dans le sein gauche s'irradiant vers le dos et l'épaule droite.

A l'examen, je constate que toute la mamelle gauche est dégénérée. Tumeur de la tête d'un enfant à terme, bosselée et très dure. Pas de plaie ; mamelon fortement rétracté. Je diagnostiquai un squirrhe ayant envahi la totalité de la glande mammaire. C'est ce qui fut très visible au fur et à mesure que j'en détachai plus tard les différentes couches.

Deux gros ganglions de l'aisselle sont engorgés. Le mal était donc à la deuxième période. Je propose l'extirpation par ma méthode, ce qui est accepté. En conséquence le 17 octobre 1882, à dix heures du matin, je commence le traitement. Je fais avec la plume un pointillé tout autour de la tumeur et d'en-

viron 2 centimètres au delà; toute cette surface ainsi
délimitée est couverte aussitôt de poudre de Vienne
délayée dans de l'alcool. Auparavant, toute la partie
avait été lavée soigneusement avec de l'eau tiède
alcoolisée pour dissoudre toutes les parties de matière
grasse. Après dix minutes d'application, tout le
caustique est enlevé et l'escharre noirâtre lavée avec
de l'eau vinaigrée. Aussitôt je mets sur toute
cette escharre une couche de la pâte spéciale; de la
ouate et de la charpie sont fixées par-dessus et tout
autour. Un bandage de corps consolide le tout.

Le soir, à six heures, j'enlève la pâte; deux ou
trois cataplasmes jusqu'au lendemain.

Le 18 octobre, je détache l'escharre composée de la
peau. Les parties sous-jacentes (tissu-cellulaire et
graisse) apparaissent colorées en noir. La pâte est
réappliquée de la même façon que le jour précédent.
Le lendemain une nouvelle couche d'escharre est
enlevée, et pendant sept jours les mêmes opérations
que le premier jour sont exécutées.

Tout le mal, c'est-à-dire le sein en entier, avait
disparu et le muscle grand pectoral se voit à nu.
L'escharre définitive était tombée auparavant, grâce
à de fréquents cataplasmes. La plaie se cicatrisa
ensuite à vue d'œil. Les ganglions de l'aisselle avaient
disparu. Au bout de quelques jours je permis à la
malade de rentrer chez elle.

Je la revis de temps à autre. Tout allait admirablement lorsque, sans cause connue, elle fut frappée subitement d'apoplexie dans la rue pendant une promenade.

———

# OBSERVATION IV

---

### *Cancer de l'aile droite du nez.*

M. S., avenue Beaulieu, à Nice, âgé de quarante-cinq ans, me consulte pour un cancroïde de l'aile droite du nez.

Deux applications, à plusieurs mois d'intervalle, de poudre de Rousselot, n'avaient pu détruire le mal.

Fin décembre 1883, je fis mettre une seule fois et pendant une nuit ma pommade spéciale. Plusieurs cataplasmes consécutifs firent tomber l'escharre quelques jours après. Comme pansement, quelques attouchements avec de la glycérine.

La plaie, qui était profonde, se rétrécit à vue d'œil ; la cicatrice est très belle.

Le malade n'a jamais cessé de vaquer une minute à ses affaires.

Ici, certainement, il n'existait pas de diathèse. Le mal est resté localisé. C'était un cas modèle de *noli me tangere*.

---

# OBSERVATION V

---

## *Cancroïde ayant détruit une partie de l'aile gauche du nez.*

M. Richet Séraphin, rentier, de Versailles, âgé de soixante-deux ans, me consulte, le 28 mars 1883. Il est atteint depuis quelques temps d'un cancroïde qui lui a rongé toute l'aile gauche du nez. La plaie est rouge, grande comme une pièce de deux francs; les bords en sont irréguliers et taillés à pic.

Le patient me dit être malade depuis sept à huit ans. Il m'affirme que le mal a débuté par une verrue sur le nez. Celle-ci a commencé à suppurer et la plaie s'est étendue petit à petit pour gagner la narine gauche. On a fait une application de caustique de Vienne, il y a quatre ans, mais sans résultat. Pas de remèdes internes.

Les bords étant un peu indurés, je fis d'abord une légère application de caustique Filhos tout autour de la plaie. Celle-ci, ainsi que les bords cautérisés, sont ensuite recouverts de la pâte caustique, laissée en place six heures. Je recommençai le lendemain et recommandai de faire des applications de cataplasmes le soir, après avoir enlevé la pommade et jusqu'à chute de l'escharre. La teinture de condurango fut prise à l'intérieur et chaque jour deux cuillerées et demie à café.

On cessa après la guérison qui fut assurée une quinzaine de jours après. La cicatrice était belle et solide et nous n'étions qu'au 31 mars.

D'après l'affirmation du malade, le mal se trouvait être de date ancienne et rien n'avait abouti jusque là à améliorer son état. Quelques jours suffirent pour avoir une plaie de bonne nature et une cicatrice irréprochable.

# OBSERVATION VI

## *Cancer encéphaloïde du sein droit.*

M<sup>me</sup> True, demeurant aux Arcs, vint à ma consultation, le 13 mai 1883, se plaignant d'une augmentation en volume du sein droit et de douleurs lancinantes. Je vis que la patiente était atteinte d'un vaste encéphaloïde de toute la mamelle. Pour aller plus vite et comme les seins de cette personne étaient très grands, je résolus de faire tomber une partie de la tumeur, en la pédiculant et par la ligature élastique, appliquée par dessus deux tiges métalliques mises en croix. Quand elle fut tombée, la base de la tumeur fut attaquée par la pâte caustique solidifiée introduite dans les moindres parties suspectes.

Au bout de peu de temps, la plaie présentant un aspect magnifique, est guérie. L'état général est superbe et aujourd'hui, neuf mois après le début des opérations, cette dame jouit d'une santé hors ligne, ne montrant plus trace de son ancien mal.

La patiente, avant la cure, avait éprouvé de très fortes douleurs lancinantes dans toute l'étendue de

3

cette immense tumeur, qui la fatiguaient continuel-
lement.

Grâce à la méthode combinée, je pus me rendre
maitre du mal, dans un temps relativement très court.

———————

# OBSERVATION VII

---

*Cancer du sein droit. — Dégénérescence squir-*
*rheuse complète de la glande. — Mamelon*
*rétracté. — Bosselures. — Deuxième période.*
*Ganglions très indurés dans l'aisselle et tout*
*le long du bord des pectoraux.*

M^me Martel Madelon, des Arcs, âgée de trente-
six ans, vint me consulter au commencement du mois
de décembre dernier.

Cette personne était très affaiblie. Les traits sont
tirés ; la face est jaune et ridée. Elle a deux enfants
bien portants. Les époques, quoique faibles, sont régu-
lières. La malade se plaint surtout d'élancements
partant du sein malade et qui se font sentir jusqu'au
milieu du dos. — Elle vient, dit-elle, sur les conseils
de sa voisine que je traitais avec un entier succès,
bien des mois auparavant et qui était, elle aussi,
atteinte de dégénérescence cancéreuse du sein droit.

Je diagnostiquai un squirrhe de toute la mamelle,
avec ganglions cancéreux du creux axillaire. —
Pour réussir, dans ce cas, il fallait tout faire disparaître jusque sur les côtes et les espaces intercos-

taux, sans laisser la moindre trace de la glande. En plus, tout le creux axillaire et l'espace suspect, sous le grand pectoral tout entier, devaient être complètement débarrassés de tout ganglion et lymphatiques malades. — En raison de la faiblesse extrême de la patiente, je divisai mon traitement en deux temps. Je fis d'abord disparaître le sein et le squirrhe qui en avait pris possession; après quoi je débarrassai le creux axillaire de tout produit suspect.

Après que la malade fut sous l'influence du traitement spécial, je commençai le traitement local, le 18 décembre 1883. Ce jour, application de caustique de Vienne pendant cinq minutes, suivie, le lendemain, d'une nouvelle application de la même durée. Une plaque de ma pommade est posée immédiatement après sur toute l'étendue du mal. Elle y est laissée pendant vingt-quatre heures.

Le 19 décembre, au matin, la peau et le tissu cellulaire sous-cutané sont enlevés en un clin d'œil, sans même que la malade s'en aperçoive.

Les jours suivants, toutes les parties malades sont détachées couche par couche.

L'escharre met à nu une plaie très belle qui se cicatrise rapidement.

Les ganglions indurés sous-axillaires sont traités d'une façon tout analogue. On les fait disparaître ainsi dans un espace de temps assez court.

La malade n'a plus trace de ses anciennes souffrances. L'appétit est excellent et les forces revien-
nent à vue d'œil.

Les préparations de condurango sont prises jusqu'à guérison.

———

# OBSERVATION VIII

---

*Squirrhe du sein gauche. — Ganglions indurés.*

M^{me} L..., cinquante-deux ans, habitant autrefois une grande ville d'Italie, vint me consulter pour une tumeur de la glande mammaire.

Tout cet organe est dur; le mamelon complètement rétracté a l'aspect de l'ombilic. C'est en cet endroit surtout que l'induration est manifeste et du volume d'un œuf de pigeon. Vers le haut de l'aisselle l'engorgement ganglionnaire est volumineux. Je prie la famille de vouloir bien m'adjoindre des confrères, le cas me paraissant très sérieux. Deux des praticiens les plus honorables et les plus connus de notre ville s'empressent d'accourir à mon appel.

Nous sommes unanimement d'accord de traiter la malade d'après ma méthode.

Dès le lendemain, la cure commence et, au bout d'une huitaine de jours et de trois ou quatre applications de ma pâte sur le sein tout entier, je m'aperçois que le mal et ses racines sont détruits. L'escharre est détachée quelques jours après et je constate l'existence d'une plaie d'excellente nature et très uniformément granuleuse.

Les ganglions engorgés avaient disparu.

La teinture de condurango est prise matin et soir dans de l'eau sucrée et la malade reste levée presque toute la journée.

Les pansements sont faits trois fois par jour.

Nous avions à faire ici à un squirrhe entremêlé de beaucoup de graisse.

Généralement, dans ces cas, la guérison dure plus longtemps, car alors la pommade n'a pas une prise aussi profonde que sur le squirrhe ou le cancer pur, où il n'y a pas de cellule graisseuse.

# OBSERVATION IX

*Tumeur suspecte de la matrice. — Hémorrhagies abondantes. — Anémie extrême.*

M^me^ D..., de Nice, me fait appeler, le 3 janvier 1882. Cette dame était mourante. Des métrorrhagies fréquentes que rien n'avait pu arrêter l'épuisaient depuis un mois. Plusieurs médecins avaient traité la malade. Ergotine, glace, injections diverses et plusieurs autres médicaments n'avaient abouti à rien. Ces confrères l'avaient abandonnée, en disant que le mal était au-dessus des ressources de l'art.

Après examen attentif par le toucher combiné et le palper abdominal, je reconnus une tumeur molle, friable, saignant à la pression du doigt, faisant corps avec l'utérus et du volume d'une tête d'enfant. L'odeur était caractéristique. J'annonce alors à la malade que je crois pouvoir la sauver à l'aide de mes remèdes et de ma méthode; les assistants sont étonnés de mon assertion en me disant encore que mes confrères avaient annoncé que toute opération surtout était impossible et deviendrait fatale à la patiente. Grâce à mon énergie, je capte la confiance de la pauvre malade. J'attaque le mal local, suivant mon procédé, en y introduisant profondément des flèches de pâte desséchée ; la douleur, hormis quelque peu de colique, est nulle.

Après cinq jours, la tumeur commence à se détacher par petits morceaux. A partir de ce jour, plus d'hémorrhagie. Le bas-ventre, qui auparavant était très volumineux, diminue vite de grosseur.

Je déclare au bout de peu de temps la malade convalescente. Seulement, les hémorrhagies utérines continuelles avant mon traitement l'avaient très affaiblie. Mais l'appétit reprit bien vite le dessus ainsi que les forces et, depuis nombre de mois, M<sup>me</sup> D... se promène allègrement et journellement dans les rues de Nice.

# OBSERVATION X

---

*Cancroïde du segment utérin inférieur. — Métror-*
*rhagies continuelles et abondantes.*

Mᵐᵉ Th..., de Nice, vint me consulter, le 1ᵉʳ mai 1882,
se plaignant de douleurs dans le bas-ventre, de consti-
pation et de pertes de sang assez abondantes. A
l'examen, je trouvai le col de la matrice énorme,
induré, ulcéré et saignant au toucher. L'odeur était
caractéristique.

Je cautérise d'abord, moyennant un spéculum à
grand développement, toutes les parties saignantes
avec le caustique de Filhos profondément introduit
et à plusieurs reprises. Les préparations de condurango sont ordonnées à l'intérieur.

Mon caustique solidifié, à base de condurango et
de chlorure de zinc, est introduit plus tard sous
forme de flèche et fixé dans la tumeur très profondément. Il y disparaît.

Quatre jours après, le mari me rapporte toute la
tumeur cancéreuse qui était tombée et qui renfer-
mait dans son intérieur la flèche. Ce morceau était
du volume d'une grosse noix.

Le diagnostic de cette affection était : cancroïde du segment utérin inférieur, comme le porte le n° 44 de mon registre. Voici ce qu'on y lit, à la date du 1er mai 1882 : « Mme Th..., de Nice, malade depuis trois ans, surtout par suite de métrorrhagies. A chaque selle, notamment, hémorrhagies abondantes par le vagin. Au spéculum, on voit que le col n'existe plus, dévoré par un cancroïde étendu. Douleurs constantes au bas-ventre », etc.

Le 29 août, première cautérisation avec deux flèches.

Le 2 septembre, expulsion de la tumeur sans grande douleur. La malade dit qu'elle avait cru avoir fait une fausse couche.

Le 6 septembre, par mesure de précaution, je pousse encore une petite flèche dans la matrice et un peu haut.

Depuis, la malade n'a plus d'hémorrhagies et se trouve en convalescence.

# OBSERVATION XI

*Immense tumeur cystique du corps thyroïde datant de dix-sept ans, causant de l'oppression, de la céphalalgie et une surdité complète. — Faiblesse générale.*

Pour la partie historique, je laisse parler la malade.

Voici ce qu'elle m'écrit :

« Je suis née à Treviglio, petite ville de la Lombardie. J'appartiens à la famille Antoine Brugnetti. Plusieurs membres de ma famille, du côté paternel, étaient atteints de goître et kystes à la tête.

A six ans, on me mit en pension à Crema, petite ville de la province de Crémone, où l'air est très malsain à cause du voisinage des rizières et les eaux très insalubres.

Toutes ces circonstances, unies au germe de maladies héréditaires, firent développer, après quelque temps de séjour dans cette ville, un gonflement à mon cou qui détermina un goître. Ceci, non seulement à moi, mais aüssi à quatre de mes sœurs qui étaient en pension avec moi.

On nous fit visiter immédiatement par un médecin qui nous ordonna les eaux de Sales, en Savoie, lesquelles ne nous produisirent aucun effet. Quatre ou cinq ans se passèrent dans cet état, et nos goîtres ne firent qu'augmenter de plus en plus.

Un nouveau docteur fut appelé et consulté ; il nous ordonna des pastilles iodées, mais elles ne produisirent en moi aucun changement. Alors on essaya diverses sortes de pommades iodées, arseniquées, des savons composés et des médicaments avec lesquels je me lavais, mais cela resta sans effet ; aussi, ce ne fut qu'un simple palliatif passager et je n'obtins aucune amélioration.

J'avais quinze ans lorsque je sortis de pension et retournais au sein de ma famille.

Le changement d'air et le nouveau régime me firent beaucoup de bien, et mon goître commença à diminuer. Mais ce ne fut que pour quelques temps, car il prit ensuite des proportions bien plus grandes qu'avant. et même très inquiétantes.

Le médecin habituel de la maison m'ordonna alors de nouvelles pommades iodées, ainsi que d'autres médicaments à prendre intérieurement, qui n'eurent d'autres effets que d'abîmer complètement ma santé et mon corps d'une manière tout évidente.

Je souffrais horriblement de douleurs d'estomac, accompagnées de palpitations et d'étouffements. J'ajoute à ces indispositions des maux de tête tels, qu'ils avaient déterminé une surdité complète. Enfin, j'étais à bout de force.

On m'envoya alors pendant deux ans aux bains de mer, à Gênes, où je ne trouvai aucun soulagement.

Le découragement dans l'âme, mon père me conduisit, en 1879, à Milan, chez M. le docteur Paravicini, qui passe pour un opérateur très habile et très remarquable. Celui-ci m'ordonna les eaux de Castro-Carro. A peine en eus-je pris quelques bouteilles que je fus atteinte d'une maladie à l'estomac qui m'affligea très longtemps.

L'hiver dernier, 1882, nous entendîmes parler du célèbre docteur Bottini, lequel opérait spécialement les goîtreux. Mon père s'empressa de m'y conduire. Après une consultation assez minutieuse, il nous dit que mon goître avait pris des proportions telles, qu'il n'y aurait d'autres moyens pour arriver à la guérison que de faire l'opération, sinon je pourrais mourir étouffée.

Le docteur Schmeltz, auquel je fus présentée », etc.....

Voici l'état dans lequel je trouvai la malade quand elle vint se confier à moi :

Tumeur d'un volume égal à celui des deux poings situés sur toute la partie antérieure du cou et s'étalant presque également au devant de cette région. Nulle part la peau n'est ulcérée; partout on la voit lisse et plus ou moins tendue.

La fluctuation, quoique profonde, est perçue. Je diagnostiquai de suite une tumeur kystique avec parois épaisses.

L'auscultation n'avait donné que des résultats négatifs. La poche est très distendue; elle ne diminue pas sous la pression. Le kyste est uniloculaire; cela se voit par la manière dont la fluctuation est sentie. Comme la malade avait épuisé tous les remèdes usités en pareil cas et comme on n'avait pas encore songé à l'électricité, je dis à la patiente qu'avant de venir à un moyen plus radical, je désirais essayer encore son application. Comme plusieurs séances d'induction ne produisent que peu de chose, je mets en usage l'électrolyse. Le liquide diminuait à chaque séance, pendant lesquelles deux épingles d'or furent enfoncées chaque fois profondément dans la poche kystique. Mais le liquide se reformait au fur et à mesure.

J'entrepris alors la cure radicale et voici de quelle manière : Une première escharre ayant été obtenue en promenant le caustique Filhos à plusieurs reprises et entre les deux piqûres faites par les aiguilles, la peau put ainsi facilement être enlevée sans trace de douleur ; la pâte caustique modifiée, appliquée au même endroit, fait rapidement justice de tous les tissus jusque dans l'intérieur du kyste qui se vide à fond par l'ouverture pratiquée par la seule pommade.

Deux doigts y pénètrent sans peine ; on sent les parois en partie cartilagineuses et presque ossifiées.

Un morceau de pâte est laissé à l'intérieur du kyste et, quelques jours après, celui-ci se détache en bloc et tombe à l'extérieur sous forme d'une boule blanche grosse comme un œuf.

Mon but avait été de détruire la poche kystique, productrice du liquide.

J'y étais parfaitement arrivé et la guérison complète n'était plus qu'une question de jours. L'ouverture, en effet, se rétrécit dès lors à vue d'œil, à tel point, qu'au bout d'une huitaine elle ne laissait plus passer qu'un stylet. Je dus même toucher au nitrate d'argent cette ouverture, de peur de fermeture trop rapide, car il fallait encore modifier les parois internes pour leur permettre de s'accoler et d'être réunies par une cicatrice solide.

Le professeur agrégé Balestre a vu alors ce cas si intéressant. Il en a témoigné son admiration, en louant surtout la méthode suivie. Le docteur Bottini, professeur à l'Université, et qui, d'après l'assurance de plusieurs personnes, opère spécialement les goîtreux, dit expressément qu'il n'y avait que l'extirpation pour débarrasser la malade, opération, ajouta-t-il, très dangereuse, mais indiquée dans ce cas, puisque, suivant lui, aucune autre méthode ne pourrait amener la guérison.

Les choses ont marché si simplement et tellement à l'abri du moindre danger, que la malade, pendant toute la durée du traitement, n'a cessé de sortir un jour, et, chose surtout remarquable, toutes les applications ont été faites par moi, dans mon cabinet, à l'heure des consultations. Jamais je ne vis la malade chez elle.

Ceci est une preuve évidente que les phénomènes généraux, tels que la fièvre et l'érysipèle surtout sont évités, puisque les malades, même pour des tumeurs d'un assez grand volume, peuvent aller se faire traiter chez l'homme de l'art et sans garder une minute le lit.

# OBSERVATION XII

---

*Tumeur fibreuse utérine énorme. — Suffocations.*
*Etat général grave.*

M^{me} V...l, rue des Trois-Rois, à Marseille, me
consulte, il y a près d'une année, pour un fibroïde
utérin qu'on voulait faire disparaître en pratiquant
l'hystérotomie. Dans ce cas, il eût fallu ouvrir largement la cavité abdominale. Les malades succom-
bent souvent très vite à la suite de l'ablation ainsi
faite. La malade était résignée à tout. Les souffrances
constantes qui rendaient son état insupportable,
l'anémie profonde et la cachexie commençante fai-
saient prévoir une fin misérable, à brève échéance.
Tous les organes abdominaux, tels que les reins, la
vessie, l'intestin, le foie et l'estomac, fortement com-
primés par la tumeur, étaient gênés dans leurs fonctions. Ajoutez à cela la pression exercée sur les
organes thoraciques, provoquant la dyspnée et la
suffocation, et l'on aura une faible idée de l'état de
souffrance de cet organisme. La patiente voulait à
toute force que je pratiquasse la gastrotomie. Pour
ainsi dire sûr de la voir succomber après l'opération, je lui fis comprendre le danger d'une pareille

intervention et je lui conseillais vivement de commencer de suite une cure au condurango.

Le professeur Kussmaul, de Strasbourg, emploie ce remède dans des cas analogues et avec lui plusieurs gynécologues.

Elle fit alors chaque jour sur tout l'abdomen des frictions avec une pommade composée de vaseline et d'extrait de condurango véritable. En outre, et pour atteindre le mal encore plus sûrement, des injections furent pratiquées avec la même substance, et, à l'intérieur, la teinture, de concert avec les pilules à l'extrait du remède, étaient administrées.

Après quelques semaines de ce traitement, le ventre avait notablement diminué. L'état général, étonnamment amélioré, rend la malade pour ainsi dire méconnaissable.

La respiration se fait facilement et toutes les fonctions sont rendues plus normales.

La marche et la montée, auparavant très difficiles, s'exécutent sans grand effort et sans fatigue appréciable.

Le moral aussi est tout autre et parfaitement relevé. En un mot, nous sommes en présence d'une véritable transformation autant physique que morale.

Le succès dépassait de beaucoup mon attente.

J'ordonne de grands bains et la continuation de tous les remèdes tant internes qu'externes.

Je revis la malade plus tard, à Marseille. L'état avait continué à s'améliorer de plus en plus.

Autrefois des hémorrhagies soudaines et profuses, occasionnées par la tumeur, avaient épuisé la malade et produit chez elle une profonde anémie.

Depuis le commencement du traitement je n'ai plus remarqué rien de semblable.

Aujourd'hui l'anémie a fait place à de belles couleurs et les forces sont complètement revenues. M^{me} V... continue, sur mes conseils, un traitement qui lui a si vite et si bien réussi, alors que toutes les autres cures étaient demeurées impuissantes.

# OBSERVATION XIII

### *Tumeur kystique située sous le sourcil gauche et envahissant l'orbite.*

Une jeune fille, Sophie L..., des environs de Nice, me consulte, en juillet dernier, pour une tumeur qu'elle porte au-dessus de l'œil, grosse comme une petite noix et qui augmente de volume.

Après examen attentif, je déclare le mal non de mauvaise nature.

Comme la malade ne voulait pas entendre parler d'opération au bistouri, je lui certifie que je la débarrasserai de son mal, sans opération.

Trois applications de ma pâte suffisent, en effet, pour détruire le kyste, et quelques jours plus tard, sa mère me l'apporte, induré et momifié, après qu'il s'était détaché.

La plaie, très belle, se ferme vite et peu de temps après une cicatrice blanche, linéaire, à peine visible, a fait place à la tumeur kystique.

# OBSERVATION XIV

---

### *Fibroïdes multiples de la matrice. — Troubles divers.*

M^me G...l, de Marseille, âgée de cinquante-deux ans, n'ayant jamais eu d'enfants, vint me voir à mon cabinet, vers le milieu de l'an dernier.

Je fis un examen attentif de son état. Le palper abdominal et le toucher me démontrent l'existence de tumeurs fibreuses utérines, ayant une tendance à envahir toute la cavité abdominale. Des troubles de compression divers fatiguent beaucoup la malade. Celle-ci, déjà naturellement corpulente, a surtout de la peine à marcher et à monter les escaliers.

Les préparations de condurango sont aussitôt ordonnées. La patiente prend, à l'intérieur, deux cuillerées à café de teinture et fait, deux fois et quotidiennement, des frictions de pommade à l'extrait de condurango sur tout l'abdomen.

Des bains entiers sont aussi ordonnés, ainsi que des injections.

Quelque temps après, les tumeurs avaient nota-

blement diminué de volume. Je revis la dernière
fois la malade, il y a cinq jours. L'état général
était excellent. La malade marche très bien ; les
douleurs ont disparu et ne se montrent plus qu'à
des intervalles espacés.

Je supprime les bains. Mais les médicaments sont
encore continués, surtout la teinture de condurango.

# OBSERVATIONS XV ET XVI

---

### *Kystes sébacés de la tête*

M. Y..., préfet d'une ville du Nord, me consulta, il y a trois mois, pour une tumeur grosse comme une petite noix qu'il portait sur la tête. Plusieurs médecins lui avaient conseillé l'extirpation pure et simple avec le bistouri. Mais craignant l'érisypèle, suite fréquente de ce genre d'opération, il me demanda s'il n'existait pas un moyen moins dangereux. Je lui répondis sans hésitation que je connaissais un procédé sûr qui n'exposait à aucune complication.

Le mal est aussitôt attaqué. Il me suffit pour cela de toucher, à l'aide de mon crayon trempé dans l'alcool, la petite tumeur pendant deux minutes. Le patient ne s'est pour ainsi dire aperçu de rien.

Je lui déclare, à son grand étonnement, que tout est déjà fini et qu'après un certain temps toute la partie malade se détachera.

C'est effectivement ainsi que tout se passe. Le kyste tombe un beau jour et M. Y... écrit à un de ses amis, en lui témoignant tout son étonnement d'une cure si simple et à l'abri de tout danger.

Un cas tout analogue, quelque temps auparavant, se présentait à mon observation. M. J...t, de Monte-Carlo ; de tempérament nerveux et impressionnable, vient me dire de le débarrasser d'un kyste sébacé de la tête ; mais il exige que je ne touche à nul instrument tranchant ou autre et que je ne lui occasionne pas de douleur. En effet, l'attouchement se fit exactement comme dans le cas précédent.

Le patient revint me voir plus tard, enchanté de mon procédé. Il me confie qu'il s'est fait, depuis lors, guérisseur sans diplôme, bien entendu, à son tour, et qu'il a opéré de la plus heureuse façon et de la même manière des parents et amis.

Par ces exemples, on voit aisément combien il est facile de détruire, en suivant les indications que j'ai données plus haut, tous genres de tumeurs et surtout les tumeurs dites de « bonne nature », puisque des personnes étrangères à l'art pratiquent même ces légères opérations sans jamais faire encourir le moindre danger. On sait combien, à la figure notamment et à la tête, la plus petite plaie, la moindre opération peuvent se compliquer d'un érisypèle qui, dans ces régions, est souvent très grave.

# CONCLUSION

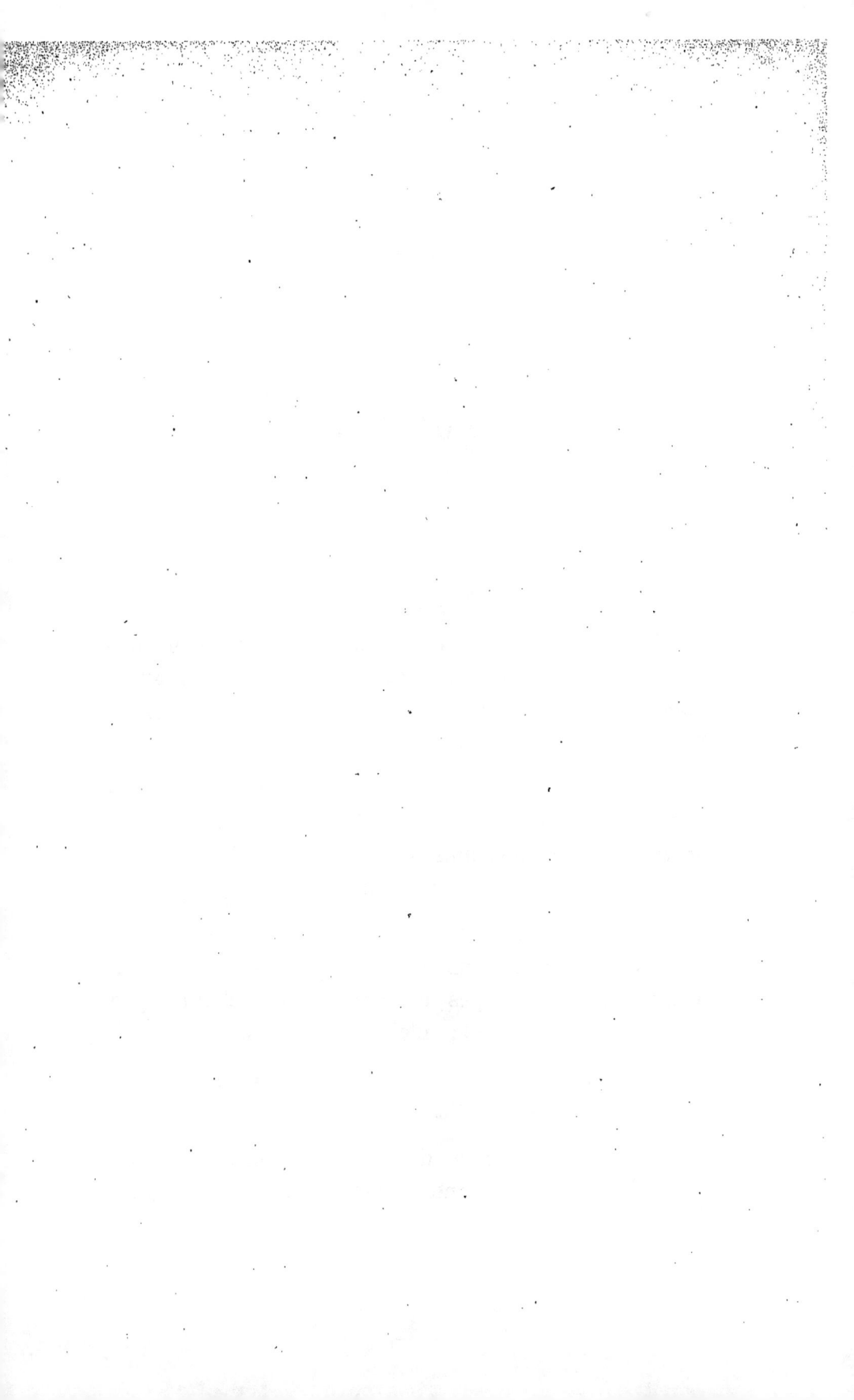

# CONCLUSION

J'ai relaté, dans cet opuscule, quelques cas inté-
ressants qui démontrent que la méthode est appli-
cable à tous genres de tumeurs de toutes les parties
du corps, cancéreuses ou non.

C'est ainsi qu'avec mon procédé, mieux qu'avec
tout autre, disparaissent les tumeurs érectiles (*nœvi
materni*) ou envies, ainsi que les kystes de n'importe
quel genre, de même que les lipomes.

Ma pâte peut aussi s'appliquer avec un entier
succès dans le traitement de la pustule maligne, de
l'anthrax, aux polypes de toute espèce et au lupus,
à la carie des os, aux ulcères invétérés.

Quand la tumeur est bénigne, le traitement externe
et purement local suffit.

Si l'on s'adresse à des affections de nature suspecte, si l'on soupçonne le cancer, il est de rigueur

d'ajouter, à cette cure, l'administration interne des préparations de condurango, dont les principales sont : la teinture, le vin et l'extrait. Il est de toute nécessité que ces médicaments soient vrais et non falsifiés.

Quand le malade est arrivé à la troisième période de la maladie, à la période d'infection, les remèdes ne sont plus que des palliatifs.

Les médicaments internes prolongent la vie du malheureux cancéreux. Les remèdes externes y contri-buent de même, car, par leur application, ils enlè-vent à l'instant même toute odeur, si le mal est ulcéré, et, s'il y a douleur, celle-ci disparait la plupart du temps.

Le malade devra surtout éviter d'arriver à cette période où les ressources de l'art deviennent impuis-santes. C'est à la première période que les succès sont beaux, au moment où la maladie est encore localisée et n'a pas encore rayonné dans les parties circonvoisines. Il est exceptionnel alors qu'une réci-dive vienne à éclater.

J'ai dit antérieurement que par l'opération, bien faite avec mon procédé, on arrive à détruire le mal et ses racines d'une façon plus mathématique qu'avec le bistouri et qu'aucune complication ne se produit à la suite de son application. C'est ce que je prouve par les observations précédentes.

Les pansements aussi sont très simples et la cicatrice devient belle, et, dans beaucoup de cas, aussi
linéaire qu'avec le couteau.

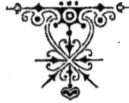

BIBLIOTHÈQUE NATIONALE R.F. IMPRIMÉS.

www.ingramcontent.com/pod-product-compliance
Lightning Source LLC
Chambersburg PA
CBHW032306210326
41520CB00047B/2256